Aaron Samuel Wallman

19 Experiências para acabar com 19 doenças humanas

Aaron Samuel Wallman

19 Experiências para acabar com 19 doenças humanas

Manual de laboratório

ScienciaScripts

Imprint

Any brand names and product names mentioned in this book are subject to trademark, brand or patent protection and are trademarks or registered trademarks of their respective holders. The use of brand names, product names, common names, trade names, product descriptions etc. even without a particular marking in this work is in no way to be construed to mean that such names may be regarded as unrestricted in respect of trademark and brand protection legislation and could thus be used by anyone.

Cover image: www.ingimage.com

This book is a translation from the original published under ISBN 978-620-2-31022-2.

Publisher:
Sciencia Scripts
is a trademark of
Dodo Books Indian Ocean Ltd. and OmniScriptum S.R.L publishing group

120 High Road, East Finchley, London, N2 9ED, United Kingdom
Str. Armeneasca 28/1, office 1, Chisinau MD-2012, Republic of Moldova, Europe
Printed at: see last page
ISBN: 978-620-7-48502-4

Prefácio

Este manual de laboratório é para o meu livro, Os Seis Elementos da Vida como um Composto Químico: Um possível fim para as perturbações humanas. A partir do livro, discuto dezanove doenças humanas no seguinte manual de laboratório. Com uma perturbação humana por capítulo deste manual nos primeiros 19 capítulos, oriento o investigador com um procedimento passo a passo para acabar idealmente com cada uma delas, com base na minha lógica relativa aos factos biológicos e na investigação relacionada do meu livro sobre os elementos da vida e as perturbações humanas. Assim, proponho que este manual seja um modelo para os investigadores utilizarem para acabar com uma determinada doença humana.

Introdução

No meu livro sobre os elementos da vida e neste manual, os seis elementos principais da vida são os seguintes: azoto, oxigénio, fósforo, enxofre, carbono e hidrogénio. Cada um dos fins propostos para os distúrbios humanos mencionados no meu livro sobre os seis elementos da vida e neste manual lida com todos os seis elementos da vida como um composto químico ou separados como um par. Neste manual, proponho que os robots no laboratório levem ao fim de uma determinada doença humana com uma dosagem exacta dos seis elementos da vida. Acredito que a exatidão de tais dosagens conduz ao fim de uma determinada doença humana devido à precisão da medição e aplicação de cada robô, que é o tema deste manual de laboratório que gostaria que os experimentadores considerassem nos seus laboratórios como um meio para acabar com as doenças humanas. Por último, este manual de laboratório baseia-se em todas as referências e factos biológicos do meu livro de texto anteriormente mencionado. Nesta base, discutirei a utilização de robots em laboratórios para experiências que conduzam ao fim das doenças humanas como a minha discussão final deste manual nos restantes 6 capítulos do mesmo.

Índice

Capítulo 1
Síndrome de Down

Passo 1: Um investigador mede os elementos vitais azoto e fósforo do tecido de uma pessoa. Esta pessoa tem Síndrome de Down, e o investigador compara esta medição com estes dois elementos do tecido de uma pessoa com inteligência normal.

Passo 2: O investigador injecta no indivíduo com Síndrome de Down uma injeção do azoto necessário para a codificação correta dos genes e, em seguida, uma injeção do fósforo necessário para que a síntese de um ARN mensageiro instável se torne estável e, consequentemente, o indivíduo tenha uma inteligência normal. Além disso, o tecido do sujeito é mais semelhante à pessoa de intelecto normal do que aos seus tecidos anteriores da Síndrome de Down.

Etapa 3: Como já disse, a pessoa com Síndrome de Down adquire um intelecto mais normal. O rosto do sujeito torna-se mais redondo e a cabeça mais larga, com um pescoço mais comprido. Os olhos também se tornam mais redondos e as mãos tornam-se maiores e mais finas, com dedos mais compridos. Além disso, a altura do sujeito aumenta. Por fim, verifica-se uma melhoria da memória e da fala.

Passo 4: Com base nos sintomas acima referidos, o investigador conclui que esta pessoa já não tem Síndrome de Down.

Referência:

Síndrome de Down - Sintomas e Causas: www.mayoclinic.org/disease_conditions/down-syndrome.

Trabalho de laboratório

Uma câmara ideal revela num monitor um RNA mensageiro instável como ligação à Síndrome de Down do sujeito. Após o tratamento com o nitrogénio e depois com o fósforo, o RNA mensageiro do sujeito torna-se estável com as instruções corretas para os neurónios e, em seguida, revela num monitor um cérebro normal como resultado.

Nota: A dosagem correta é dada ao sujeito após um processo de tentativa e erro com um robô que será feito com todas as perturbações seguintes do manual. Um investigador com o seu equipamento também passará por um processo de tentativa e erro de descoberta, mas recomendo que o investigador utilize um robot para ganhar precisão suficiente para terminar cada perturbação humana.

Capítulo 2

Cegueira congénita

Passo 1: Um investigador mede os elementos da vida, o azoto e o fósforo, e depois aplica estes elementos ao tecido anormal relacionado com a cegueira congénita de um sujeito e compara-o com os tecidos relacionados com a visão normal de uma pessoa sem defeitos congénitos.

Passo 2: O investigador injecta no sujeito com cegueira congénita uma injeção do nitrogénio necessário para a codificação correta do gene e, em seguida, é injetado com fósforo para a síntese correta que põe fim à cegueira do sujeito, uma vez que o RNA mensageiro instável do defeito de nascença se torna estável. Por fim, com esta nova visão, o tecido relacionado com a audição da pessoa cega é agora mais semelhante ao tecido de uma pessoa com visão normal.

Passo 3: A criança, adolescente ou adulto cujo defeito de nascença era a cegueira tem agora uma visão normal.

Passo 4: Com base no facto acima referido, o investigador conclui que esta pessoa já não tem cegueira como defeito de nascença.

Referência:

Quais são as causas da perda de visão? O meu filho sem limites: www.mychildwithoutlimits.org/understand/vision.

Trabalho de laboratório

O monitor de uma câmara ideal revela um ARN mensageiro instável como ligação à cegueira congénita do indivíduo. Após o tratamento com os elementos nitrogénio e fósforo, o RNA mensageiro do sujeito torna-se estável com as instruções corretas para os

neurónios e, em seguida, revela tecido normal para a visão como resultado com o monitor

desta câmara

Capítulo 3

Surdez congénita

Passo 1: Um investigador mede os elementos de azoto e fósforo tanto do tecido anormal relacionado com a surdez congénita de um indivíduo como do tecido relacionado com a audição normal de uma pessoa que não tem qualquer defeito de nascença.

Passo 2: O investigador injecta na pessoa surda o azoto necessário para a codificação correta do gene e, em seguida, uma injeção de fósforo para a síntese correta que põe fim à surdez do sujeito, uma vez que o RNA mensageiro instável de um defeito de nascença se torna estável. Por fim, com esta nova audição, o tecido para a audição do surdo atual é mais semelhante ao tecido para a audição normal do que o seu tecido anterior para a surdez enquanto surdo.

Passo 3: O sujeito que tinha surdez congénita como defeito de nascença tem agora uma audição normal.

Passo 4: Com base na observação acima, o investigador conclui que esta pessoa já não tem surdez como defeito de nascença.

Referência:

Surdez congénita. Fundação Americana de Investigação da Audição:

American-hearing.org/disorders/congenital-deafness.

Trabalho de laboratório

O monitor de uma câmara ideal revela um RNA mensageiro instável como ligação à surdez do indivíduo. Após o tratamento com os elementos nitrogénio e fósforo, o RNA mensageiro do sujeito torna-se estável com instruções corretas para os neurónios e a

pessoa ganha uma audição normal, como mostra o monitor da câmara do tecido

relacionado com a audição da pessoa.

Etapa 1: Um investigador mede o azoto e o oxigénio dos tecidos de uma pessoa com autismo e de uma pessoa sem esta malformação congénita.

Etapa 2: O investigador começa por injetar na pessoa autista uma injeção do azoto necessário para a codificação correta dos genes e, em seguida, o sujeito inala oxigénio de uma botija para os neurónios corretos e novos que orientam o sujeito para uma interação positiva com o ambiente circundante. Para além disso, o sujeito deixa de ser retraído. Por fim, com a interação normal, nova e direta desta pessoa com o mundo que a rodeia, ela terá um tecido mais parecido com o de uma pessoa que não tem esta perturbação e não com o seu tecido anterior com autismo. Em vez disso, o tecido autista do sujeito tem a codificação genética correta com azoto, e estes tecidos da pessoa tornaram-se novos ao inalar oxigénio de uma botija.

Passo 3: A pessoa autista já não está obcecada com o mesmo tema. A pessoa já não evita o contacto visual e já não fala com uma voz monótona. Para além disso, deixa de ter dificuldades em andar ou correr, uma vez que a coordenação é melhorada.

Passo 4: Com base nos sintomas acima referidos, o investigador conclui que o sujeito já não é autista.

Referência:

O que é o autismo? Sociedade do Autismo

www.autism-society.org/what is/

Trabalho de laboratório

Depois de o investigador injetar uma dose de azoto no sujeito, observa no monitor da câmara os neurónios deste sujeito começarem a renovar-se ou a ter novas mitoses à medida que os sintomas do seu autismo começam a desaparecer. À medida que estes neurónios começam a aparecer no monitor, o sujeito inala oxigénio, o que acabará por revelar neurónios normais e novos com o tecido cerebral relacionado, que já não tem uma estrutura autista. Além disso, estes novos neurónios e as suas mensagens corretas estão espalhados por todo o cérebro e sistema nervoso do sujeito, uma vez que este já não apresenta os sintomas de autismo, o que também é demonstrado por um monitor.

Capítulo 5
Cancro

Etapa 1: Um investigador obtém uma amostra de tecido de células normais de uma pessoa e uma amostra de um tecido anormal de cancro da mesma pessoa ou de um tecido de outra pessoa que não tenha cancro.

Etapa 2: Antes de uma injeção dos seis elementos da vida como um composto químico de azoto, fósforo, oxigénio, hidrogénio, enxofre e carbono, o investigador compara o tecido sem cancro com o tecido que é canceroso.

Etapa 3: O investigador revê a investigação sobre a forma como a reversina, com os seus quatro elementos principais da vida, que são o azoto, o oxigénio, o hidrogénio e o carbono, pode transformar uma célula muscular numa célula óssea ou numa célula adiposa, depois de ter voltado a ser uma célula estaminal. Com base nesta investigação, creio que o investigador descobre que um composto químico como os quatro elementos principais da vida da reversina com os dois elementos adicionais como o enxofre e o fósforo como os seis elementos principais da vida pode transformar as células musculares do sujeito em novas células depois de se tornarem células estaminais auto-reparadoras. Da mesma forma, creio que uma dosagem destes elementos mencionados anteriormente pode levar ao fim da sinalização defeituosa das células cancerosas depois de se tornarem estas células estaminais auto-reparadoras, o que leva ao fim deste cancro para o sujeito...

Passo 4: O investigador observa que já não existe um crescimento descontrolado de células, como tumores, devido a uma sinalização defeituosa de células cancerosas no indivíduo. Em vez disso, o investigador observa claramente que há uma mitose normal que é como o tecido normal do sujeito e não mais o tecido canceroso anormal. De facto, estas novas células do sujeito, juntamente com as células já normais, tornam-se mais jovens e levam a pessoa a tornar-se um ser humano mais jovem. No capítulo 15, sobre o envelhecimento, abordo mais pormenorizadamente esta observação.

Referência:

Cancro - Wikipédia : Wikipedia.org/wiki/cancer

Trabalho de laboratório

No monitor de uma câmara ideal, a sinalização defeituosa das células cancerosas do sujeito é mostrada pela metáfase da sua mitose. Com a dosagem correta dos seis elementos principais da vida como um composto químico, as células cancerosas deste sujeito reveladas no monitor da câmara transformam-se em células estaminais. A câmara revela então que as células têm a sinalização correta e indica que os sintomas do cancro desapareceram para este indivíduo.

Capítulo 6

Paraplegia

Passo 1: Um investigador obtém uma amostra de tecido da medula espinal cortada de um paraplégico. Obtém também uma amostra de tecido da espinal medula de uma pessoa que funciona normalmente.

Etapa 2: Com base na etapa 1, o investigador calcula o oxigénio necessário para os novos neurónios e a quantidade de fósforo necessária como injeção para completar este processo de renovação destes neurónios através das mitocôndrias do sujeito. Como resultado, este processo leva o paraplégico a andar novamente.

Etapa 3: Em suma, o sujeito paraplégico recebe a quantidade ideal e correta de oxigénio de um tanque para estimular os neurónios a trabalhar. Em seguida, é administrada ao paraplégico uma injeção do elemento fósforo para terminar esta estimulação inicial que, por sua vez, acaba com a paralisia abaixo da cintura do paraplégico.

Etapa 4: O sujeito experimenta sensações abaixo da cintura e pode começar a mover as pernas e os pés e a recuperar o uso dos seus órgãos abaixo da cintura.

Etapa 5: Com base nas ocorrências acima descritas na etapa 4, o investigador já não considera este sujeito como paraplégico.

Referência:

Rede de lesões da espinal medula

www.spinal-injury.net/spinal-cord-injury.htm

Trabalho de laboratório

Com o monitor de uma câmara ideal, as mitocôndrias dos neurónios da medula espinal de um paraplégico indicam que não funcionam abaixo da cintura e indicam que o ATP das mitocôndrias desses neurónios não é libertado. Por conseguinte, o investigador conclui que os tecidos e os órgãos do paraplégico abaixo da cintura não funcionam. Depois de o sujeito inalar oxigénio de uma botija, o monitor da câmara ideal mostra que as mitocôndrias dos neurónios da espinal medula do paraplégico reagem intermitentemente com novo ATP. Em seguida, o investigador dá ao sujeito uma injeção do fósforo correto. Depois, o monitor da câmara revela uma imagem do funcionamento completo das mitocôndrias nos neurónios da espinal medula do sujeito que, por sua vez, leva o paraplégico a andar novamente.

Capítulo 7
Doença de Parkinson

Passo 1: O investigador capta uma imagem do cérebro de um indivíduo afetado pela doença de Parkinson. Esta imagem é comparada com a de outra pessoa do mesmo sexo e idade que não sofra da doença de Parkinson ou de qualquer outra perturbação cerebral.

Etapa 2: O investigador testa o efeito do oxigénio numa pessoa que tem a doença de Parkinson e observa se os movimentos dessa pessoa são normais e não rígidos. Além disso, o investigador observa se o braço está ou não a tremer, o que também é um dos sinais da doença de Parkinson do indivíduo.

Como a pessoa com esta doença inala oxigénio para o início da cessação dos sintomas, após um certo tempo, o investigador injecta uma certa dose do elemento azoto para corrigir o tecido cerebral danificado e os seus neurónios. Assim, o oxigénio torna-se o estímulo para esta correção pelo azoto e sintomas como o braço a tremer terminam para este sujeito. Por conseguinte, o investigador conclui que o seu sujeito já não sofre da doença de Parkinson.

Referência:

O que é a doença de Parkinson? Fundação Parkinson: Vidas melhores juntos.

www.parkinson.org/understanding-parkinsons/what-is-parkinsons

Trabalho de laboratório

Com o monitor de uma câmara ideal, o cérebro do sujeito com a doença de Parkinson indica que está danificado com neurónios defeituosos. A seguir, o sujeito recebe oxigénio de um tanque até que a imagem da câmara mostre sinais de mudança no seu cérebro. Quando a imagem do cérebro do sujeito mostra o início de tal mudança, o investigador dá ao sujeito uma dose de nitrogénio. A plasticidade da pessoa para se transformar nos seus novos neurónios ou na sua mitose e no seu novo tecido cerebral é mostrada no monitor a partir desta dosagem. Como resultado, a imagem do monitor indica que o cérebro do sujeito já não tem a doença de Parkinson. Em vez disso, o cérebro parece mais jovem e mais parecido com a imagem da câmara de alguém do mesmo sexo e idade que tem um cérebro sem essa doença.

Capítulo 8
Demência

Etapa 1: À semelhança do tratamento da doença de Parkinson no capítulo 7, o investigador testa o efeito do oxigénio de uma botija numa pessoa com demência até se verificar uma taxa de mudança em que o sujeito começa a recordar melhor os acontecimentos e a raciocinar de forma mais coerente. A concentração e a atenção do sujeito tornam-se mais nítidas, e ele é mais percetivo a outra pessoa ou a um acontecimento exterior, como um objeto em movimento ou a mudança do dia para a noite. O sujeito transpira menos e tem mais energia. Depois de estes sintomas de um cérebro normal começarem a emergir do tratamento com oxigénio para o sujeito, sugiro que esta pessoa receba uma dose de nitrogénio através de injeção que termina o início destas suas respostas normais com respostas mais normais como as suas novas células nervosas e então o córtex cerebral desta pessoa já não está a passar por um processo de degeneração.

Etapa 2: Com base nas ocorrências acima referidas, o investigador conclui que o sujeito já não sofre de demência ou de qualquer perturbação relacionada.

Referência:

Doença de Alzeihmer - Sintomas e Causas: Clínica Mayo www.mayoclinic.org/diseases-conditions/alzheimers-disease

Trabalho de laboratório

Utilizando a câmara do monitor, o córtex cerebral do sujeito é mostrado a sofrer um processo de degeneração da sua demência com os seus tecidos e neurónios anormais.

No passo 1, o investigador faz com que o sujeito inale oxigénio de um tanque para iniciar a plasticidade dos neurónios do cérebro ou a mitose dos mesmos, com uma alteração positiva do tecido cerebral. Na etapa 2, quando os sintomas de demência do sujeito começam a desaparecer devido à utilização de oxigénio, é-lhe administrada uma dose de azoto que, por sua vez, termina a degeneração do seu tecido cerebral com novos neurónios. Em suma, este processo de mudança começa depois de o sujeito inalar oxigénio de uma botija e termina depois de lhe ser administrada uma dose de azoto. Ambos os passos acima referidos são mostrados num monitor por uma câmara ideal

Capítulo 9
Perda de um membro

Etapa 1: O investigador utiliza os seis elementos da vida para fazer crescer novamente um membro numa pessoa

Passo 2: Em primeiro lugar, o investigador dá à pessoa sem membro o oxigénio necessário a partir de um tanque para iniciar um processo de crescimento do membro perdido. Em segundo lugar, o investigador injecta no sujeito uma quantidade de azoto para que surja o gene correto que codifica o seu novo membro. Em terceiro lugar, o investigador injecta no sujeito uma quantidade de fósforo para executar as instruções deste código genético como o passo seguinte para fazer crescer o seu novo membro e acabar também com o defeito de nascença de uma pessoa. Finalmente, o investigador dá ao sujeito injecções separadas de hidrogénio, carbono e enxofre para completar o crescimento do seu membro com uma nova ordem de aminoácidos.

Etapa 3: O investigador pode atingir o objetivo acima referido com tratamentos diários ou semanais ou conseguir imediatamente fazer crescer o membro perdido de uma pessoa.

Etapa 4: O investigador acompanha o processo de recrescimento até à sua conclusão

Etapa 5: Se o membro do sujeito se regenerar como a cauda de uma salamandra, então creio que o investigador utilizou com sucesso a memória do tecido de uma pessoa para estimular a ativação de um membro que se regenerou para ele...

Referência:

Amputação/perda de membros

20

Trabalho de laboratório

Com o monitor de uma câmara ideal, o investigador observa o processo de crescimento do membro do sujeito com mais pormenores do que os anteriores da etapa 2 nas 4 etapas seguintes:

1. A pessoa a quem falta um membro recebe oxigénio de um tanque que estimula as mitocôndrias dos seus neurónios a iniciarem o seu crescimento, tal como a imagem no monitor revela.

2. O investigador injecta uma dose de nitrogénio no sujeito como início para ajudar a estimular e ativar as células estaminais do membro em falta da pessoa como um processo de auto-reparação que também é mostrado no monitor da câmara.

3. O sujeito recebe uma dose de fósforo que leva à sua auto-reparação completa como células estaminais de um processo de transcrição pelo azoto para este processo seguinte de tradução pelo fósforo que também é mostrado no monitor.

4. O investigador administra ao sujeito injecções separadas de hidrogénio, carbono e enxofre, que conduzem a novas sequências de aminoácidos, de modo a que o novo membro do sujeito volte a crescer completamente, o que também é mostrado no monitor como imagem final.

Capítulo 10
Acidente vascular cerebral

Etapa 1: O investigador calcula a quantidade de oxigénio e fósforo necessária para acabar com os danos causados pelo AVC de uma pessoa.

Passo 2: O indivíduo começa por inalar a dose correta de oxigénio para começar a reparar os danos causados pelo AVC. Após este passo, a pessoa é injectada com a dose correta de fósforo para ativar as mitocôndrias nos seus neurónios e tecido cerebral com o aumento do oxigénio que ainda se encontra na pessoa. Como resultado, o sujeito não tem problemas de fala ou de compreensão. O sujeito também não sente dormência em áreas como o rosto, braços ou pernas. Além disso, a pessoa não tem problemas de visão ou de locomoção, nem problemas de bexiga ou intestinos, nem paralisia ou coágulos sanguíneos. Os danos causados pelo AVC na pessoa são totalmente reparados com a utilização de oxigénio e fósforo, tal como propus.

Passo 3: Com base num ou mais dos sintomas acima referidos ou noutros sintomas, o investigador conclui que este sujeito recuperou totalmente do AVC. Os seus coágulos sanguíneos, por exemplo, terminarão com os aminoácidos corretos como parte da tradução bem sucedida que ocorre a partir da dosagem correta de fósforo depois de uma quantidade específica de oxigénio ter sido inalada pelo sujeito.

Referência:

Acidente vascular cerebral (AVC): Causas, sintomas, diagnóstico e tratamento. James Molatosh. 17 de julho de 2017. Tudo o que precisa de saber sobre o AVC.

www.medicalnewstoday.com/articles

Trabalho de laboratório

O monitor de uma câmara ideal revela os danos no cérebro de um indivíduo devido a um AVC, incluindo áreas como os coágulos sanguíneos. Quando este indivíduo inala oxigénio de um tanque, o cérebro danificado e os coágulos sanguíneos começam a desenvolver novos tecidos, o que é mostrado no monitor da câmara. Depois de o sujeito receber uma injeção de fósforo, as mitocôndrias nos neurónios libertam o ATP necessário para acabar com os danos do seu AVC com as instruções corretas destes neurónios, o que é mostrado pelo monitor da câmara. Assim, o investigador conclui que os danos causados pelo AVC do sujeito terminaram.

Capítulo 11
Epilepsia

Passo 1: O investigador calcula o oxigénio e o fósforo necessários para acabar com o processo de epilepsia como doença de uma pessoa.

Passo 2: O sujeito inala uma dose correta de oxigénio de um tanque para atingir um ponto de partida de novidade do seu cérebro danificado para uma injeção de fósforo para acabar com a epilepsia desta pessoa através das mitocôndrias nos neurónios e tecidos do cérebro. Assim, problemas como a perda de consciência ou de consciência cessam, incluindo os movimentos incontroláveis dos braços ou pernas do sujeito. Para além disso, não há qualquer tipo de convulsões neste sujeito. Além disso, acredito que, tal como a medula espinal do paraplégico é cortada, ou que uma vítima de AVC sofre danos cerebrais devido às suas repercussões, o epilético também sofre danos cerebrais.

Etapa 3: Com base na ausência dos sintomas epilépticos mencionados, o investigador conclui que o indivíduo deixou de ter epilepsia.

Referência:

Clínica de Epilepsia Mayo. Sintomas e causas da epilepsia.

www.mayo.clinic.org/diseases-conditinal/epilepsy/symptoms

Trabalho de laboratório

A área danificada do cérebro do epilético parecerá estruturalmente diferente do cérebro normal de uma pessoa sem o distúrbio ou qualquer distúrbio, quando visto no monitor de uma câmara. O investigador concentra-se na área danificada do cérebro do epilético e inicia a reparação fazendo com que o sujeito inale oxigénio de um tanque. Depois de o sujeito inalar oxigénio, o investigador injecta-lhe uma dose de fósforo para terminar a reparação, de modo a que o seu cérebro danificado seja completamente reparado. Enquanto o investigador observa o monitor, a imagem no monitor indica que o cérebro do sujeito já não aparece como antes do tratamento e aparece como um cérebro normal de uma pessoa sem qualquer perturbação, indicando ao investigador que a epilepsia desapareceu.

Capítulo 12
Deficiência cognitiva

Etapa 1: O investigador calcula o nível necessário de oxigénio e fósforo para terminar o cérebro de uma pessoa afetada por um tumor, um acidente vascular cerebral ou um fator genético.

Etapa 2: O investigador faz com que o sujeito inale oxigénio até que este proporcione um novo patamar no seu cérebro afetado e, em seguida, é-lhe administrada uma injeção do elemento fósforo para começar a ativar as mitocôndrias dos neurónios na parte danificada do cérebro do sujeito. Por exemplo, a área do cérebro que afecta a parte da fala do sujeito é reparada, levando-o a falar de forma mais clara, normal e coerente.

Etapa 3: Com base no exemplo anterior, o investigador conclui que este défice cognitivo pode ser reparado com oxigénio e fósforo.

Referência:

Introdução às perturbações cognitivas. Rede de Ajuda Mental

www.mental/help.net/articles/introductiontocognitivedisorders.

Trabalho de laboratório

Com uma câmara a focar a área específica danificada do cérebro do sujeito, como a da fala, o investigador inicia o primeiro passo do procedimento fazendo com que o sujeito inale oxigénio de um tanque antes de injetar o sujeito com fósforo, que é o segundo e último passo. Se o monitor da câmara revelar que a área danificada do tecido cerebral e os neurónios do sujeito estão reparados após estes dois passos, então o investigador conclui que a área danificada do cérebro da pessoa, como a fala ou a capacidade cognitiva, está reparada.

Capítulo 13

Diabetes

Etapa 1: O investigador faz com que o sujeito inale uma certa quantidade de oxigénio como um novo começo para ajudar a acabar com a diabetes e, em seguida, dá ao diabético uma injeção de azoto como etapa final para restaurar o seu corpo com células produtoras de insulina normais e novas. Assim, a destruição e o ataque das células produtoras de insulina cessam.

Passo 2: Se o sistema imunitário de uma pessoa funcionar normalmente após o tratamento, o investigador conclui que a diabetes deixou de existir para essa pessoa.

Referência:

Causas da Diabetes - Clínica Mayo

https://www.mayoclinic.org/diseases-conditions/diabetes/symptoms-causes/syc-20371444

Trabalho de laboratório

Quando o sujeito inala oxigénio de uma botija, a imagem do monitor da câmara indica que as suas células de insulina, que são vistas no ecrã, começam a emergir com novidade. A seguir, após uma dose de azoto, o sujeito procede à transcrição correta destas células, o que põe fim a este ataque que é mostrado no monitor. Em suma, a respiração oxigenada do sujeito é o primeiro passo de um novo começo que é completado pelo azoto para libertar e permitir que todas as células insulínicas, novas e velhas, sejam atacadas e se tornem células completamente novas com este sujeito. Este processo é mostrado no ecrã do monitor para que o investigador possa confirmar o fim da diabetes do sujeito.

Capítulo 14

Doença cardíaca

Passo 1: O investigador reconhece que a doença cardíaca de uma pessoa é tratada com o entendimento de que as células sanguíneas do seu coração serão renovadas não como células estaminais mas como novas células com a estimulação correta.

Passo 2: O indivíduo com doença cardíaca inala oxigénio como primeiro passo para o início correto da estimulação do coração. Em seguida, o investigador dá a este indivíduo uma injeção da quantidade correta de azoto como proteína, que é um nutriente que liga o coração desta pessoa para bombear glóbulos vermelhos novos e normais.

Passo 3: Quando a doença cardíaca de um indivíduo termina devido ao tratamento com oxigénio e nitrogénio, as suas dores no peito, falta de ar, dormência, fraqueza e dores no corpo cessam. Também não há dor no pescoço do paciente. Em suma, o seu coração tem um batimento cardíaco normal desde que se tornou um coração novo e normal. Com base nestes sintomas e na nova condição, o investigador conclui que o indivíduo já não sofre de doença cardíaca.

Referência:

Doença cardíaca: Sintomas e Causas. Clínica Mayo.

https://www.mayoclinic.org/diseases-conditions/heart-disease/symptoms-causes/syc-20353118

Trabalho de laboratório

Um monitor ideal revela que o coração de uma pessoa não está a bombear sangue eficazmente. Para começar, o sujeito inala oxigénio de um tanque que acaba por revelar no monitor os efeitos positivos. Em segundo lugar, o investigador injecta nitrogénio no indivíduo sob a forma de uma nova proteína. O monitor revela então o rejuvenescimento do coração e o fim da doença. Assim, o investigador acredita que o sujeito já não tem doença cardíaca.

Capítulo 15
Envelhecimento

Passo 1: Com base na análise do investigador sobre as experiências com a reversina, penso que o ideal seria que esse investigador decidisse utilizar os seis elementos principais da vida discutidos para reverter as células envelhecidas em células mais jovens, depois de se tornarem células estaminais para um sujeito.

Passo 2: Em primeiro lugar, uma pessoa de meia-idade ou mais velha inala uma certa quantidade de oxigénio de um tanque como primeiro passo para estimular a novidade das células a partir da sua respiração. Em segundo lugar, é injetada na pessoa idosa uma certa quantidade de nitrogénio para uma nova e correta codificação dos genes a partir de uma transcrição bem sucedida. Em terceiro lugar, o sujeito é injetado com fósforo para fazer uma tradução bem sucedida, que é o passo para as células mais jovens. Em quarto lugar, o mesmo indivíduo é injetado com doses separadas de hidrogénio, carbono e enxofre que estimulam a sequência de aminoácidos com instruções novas e corretas a partir da síntese do ARN mensageiro que torna o indivíduo novamente um jovem adulto.

Etapa 3: O processo de quatro etapas acima descrito ocorre com uma rotina de tratamentos que varia entre diário, semanal ou mensal.

Passo 4: O cabelo da pessoa pode mudar de cinzento para a cor natural que tinha antes. A sua memória tornar-se-á mais nítida e o seu cérebro não apresentará perturbações. O sujeito não revelará nenhuma predisposição para uma doença, nenhum defeito de nascença, nenhuma deficiência. A mobilidade do sujeito também melhorará. A audição e a visão também melhorarão. Em suma, o sujeito será um ser humano mais funcional do que antes do tratamento.

Etapa 5: Com base nos sintomas acima referidos, o investigador conclui que a pessoa já não é idosa, mas sim um jovem adulto, como concluí nas etapas 2 e 4.

Referências:

O que é que causa o envelhecimento? Teorias do envelhecimento baseadas em danos.

www.senescence.info/causes do envelhecimento.html

Trabalho de laboratório

Utilizando o monitor da câmara ideal, é mostrado o processo de rejuvenescimento de um indivíduo. Como já referi, o investigador administra ao sujeito doses separadas de oxigénio, azoto, fósforo, hidrogénio de carbono e enxofre. Após a administração de cada dose, o monitor da câmara mostra que as células do sujeito se transformam gradualmente em células estaminais de novo a partir da estimulação de uma nova transcrição que dá novas instruções genéticas às células para se tornarem novamente células jovens após uma nova tradução. Por conseguinte, depois de o investigador observar este processo no monitor, o sujeito é também visto como jovem de novo.

Capítulo 16
Depressão

Etapa 1: São administrados tratamentos semanais de oxigénio de um tanque a um indivíduo que sofre de depressão. Em seguida, é injectada uma dose de fósforo no sujeito. Com este par de elementos da vida, a parte do cérebro que regula a felicidade acaba com a depressão da pessoa, depois de o cérebro mudar as mitocôndrias dos seus neurónios.

Etapa 2: Com esta felicidade, os interesses e os prazeres do sujeito aumentam. O indivíduo não tem pensamentos de suicídio. Como resultado destas duas condições, o sujeito é capaz de funcionar melhor e de ser mais decidido a partir da mudança de humor.

Etapa 3: Tendo em conta as alterações de humor acima referidas, o investigador considera que o sujeito está livre de depressão.

Referência:

Depressão (perturbação depressiva major)
https://www.mayoclinic.org/diseases-conditions/depression/symptoms-causes/syc-20356007

Trabalho de laboratório

Utilizando o monitor de uma câmara ideal, a área danificada do cérebro do sujeito que regula o humor é revelada. Enquanto o sujeito inala oxigénio e depois é injetado com fósforo, a câmara foca as mitocôndrias nos neurónios e no tecido cerebral e observa tanto o humor do sujeito como a área danificada do seu cérebro. Quando o estado de espírito do sujeito se normaliza e a imagem no monitor indica que a zona do cérebro já não está danificada, o investigador conclui que o sujeito recuperou da depressão. Por fim, este processo ocorre primeiro com a utilização de oxigénio, uma vez que os sintomas da depressão do sujeito começam a desaparecer. De seguida, é administrado fósforo ao sujeito e o investigador observa no monitor os novos neurónios e tecidos na parte do cérebro do sujeito que regula o seu humor. Assim, o investigador conclui que a depressão do sujeito terminou.

Etapa 1: Com visitas semanais, o investigador faz com que o sujeito que sofre de esquizofrenia seja tratado com oxigénio de um tanque para iniciar novos neurotransmissores no cérebro e novos tecidos relacionados com ele. Em seguida, o sujeito é injetado com uma certa quantidade de azoto para a correta codificação genética dos neurotransmissores no seu cérebro, quer pela sua renovação, quer pela ativação da sua mitose e de novos tecidos relacionados. Como resultado deste oxigénio e azoto, a esquizofrenia da pessoa termina idealmente com as seguintes alterações indicadas no passo seguinte.

Passo 2: O indivíduo que era esquizofrénico deixa de ter delírios e de ter alucinações visuais e/ou auditivas. Para além disso, o discurso do sujeito já não é desorganizado e a sua postura melhorou. O sujeito já não apresenta um comportamento infantil imprevisível. O indivíduo está mais concentrado nos objectivos a curto e longo prazo. Finalmente, o sujeito mantém um bom contacto visual e mostra um maior interesse por diferentes tópicos

Etapa 3: Reconhecendo essas mudanças no comportamento do sujeito, o investigador conclui que o sujeito já não é esquizofrénico, uma vez que os neurotransmissores são novos e activam adequadamente o cérebro para pensar normalmente sem anomalias no tecido cerebral relacionado com ele.

Referências:

Sintomas e causas da esquizofrenia.

https://www.mayoclinic.org/diseases-conditions/schizophrenia/symptoms-causes/syc-

Trabalho de laboratório

O investigador faz com que o sujeito que sofre de esquizofrenia inale oxigénio de um tanque como primeiro passo. No monitor, os neurotransmissores do cérebro do sujeito são observados de perto à medida que mudam lentamente, juntamente com o tecido cerebral relacionado, indicando que os sintomas de esquizofrenia do sujeito estão a começar a desaparecer. A seguir, é administrada uma injeção de azoto ao sujeito e, no monitor, os seus neurotransmissores indicam uma plasticidade completa de novidade ou mostram uma nova mitose deles e de novos tecidos relacionados com eles. Nesta base, o investigador verifica também que os sintomas de esquizofrenia do sujeito terminaram.

Passo 1: O investigador mede o teor de oxigénio e fósforo do tecido relacionado com o sistema imunitário de uma pessoa que tem VIH para obter uma quantidade estimada destes dois elementos para acabar com a doença do VIH.

Passo 2: Semanalmente, o indivíduo com VIH inala uma certa quantidade de oxigénio de um tanque como novo ponto de partida para que as células imunitárias recém-desenvolvidas se tornem normais e não sejam danificadas pela injeção de fósforo, que é o passo seguinte.

Passo 3: Como resultado deste procedimento, o sistema imunitário e os glóbulos brancos do indivíduo deixam de ser atacados e destruídos pelos vírus. Em vez disso, o sistema imunitário do indivíduo passa a ser bem sucedido no combate a potenciais infecções e doenças.

Passo 4: Uma vez que o sujeito já não tem VIH após este procedimento, o investigador conclui que o sistema imunitário do sujeito é novo e normal.

Referência:

O que é o VIH e a SIDA? Evitar

https://www.avert.org/about-hiv-aids/what-hiv-aids

Trabalho de laboratório

O monitor da câmara indicará ao investigador os danos causados ao sistema imunitário do sujeito, o que o deixa exposto a doenças e infecções. O sujeito inala oxigénio para começar a estimular as suas células a acabar com o HIV. Em seguida, o investigador injecta fósforo no doente. O investigador observa então no monitor os resultados deste tratamento, uma vez que as mitocôndrias nos neurónios do paciente acabam com a doença, estimulando as instruções corretas dos neurónios no tecido do sistema imunitário da pessoa. Com base nisto, o investigador conclui que o paciente está livre da doença do VIH.

Capítulo 19

Esclerose múltipla

Passo 1: Com neurónios defeituosos e com a sua transmissão de sinais nervosos entre o cérebro do sujeito e a medula espinal e outras partes do corpo, acredito que a esclerose múltipla da pessoa pode acabar com o oxigénio e o nitrogénio como tratamento para ela.

Etapa 2: Utilizando o oxigénio de uma botija, os neurónios do sujeito têm um ponto de partida para se tornarem novos como um processo de renovação ou novo a partir da mitose. Em segundo lugar, o processo de neurónios defeituosos do sujeito termina com uma injeção de azoto após a inalação da dose de oxigénio pelo sujeito. Como resultado deste procedimento, o sujeito tem neurónios novos e funcionais e já não sofre de esclerose múltipla.

Etapa 3: Como prova desta conclusão da etapa 2, o sujeito experimenta uma boa coordenação, não tem visão dupla ou perda da mesma, não tem dormência, fraqueza ou paralisia em qualquer parte do corpo. Além disso, o sujeito não tem mais tonturas, fadiga, impotência, nem fala arrastada.

Etapa 4: Com base na observação da etapa 3, o investigador conclui que o sujeito já não sofre de esclerose múltipla.

Referência:

Sociedade Nacional de Esclerose Múltipla. "O que é que causa a EM?"

https://www.nationalmssociety.org/What-is-MS/What-Causes-MS

Trabalho de laboratório

No monitor de uma câmara ideal, o investigador foca os neurónios defeituosos do sujeito que sofre de esclerose múltipla. O monitor também indica ao investigador a transmissão dos sinais destes neurónios através do cérebro e do corpo do sujeito. Ao inalar oxigénio de uma botija, os neurónios do sujeito começam a mostrar sinais de novidade ou iniciam a mitose de novos neurónios, o que é mostrado no monitor à medida que os sintomas da esclerose múltipla do sujeito começam a diminuir. A seguir, os neurónios do doente são observados no monitor como se estivessem completamente novos devido a uma injeção de azoto. Por fim, o monitor mostra que os neurónios do sujeito activam adequadamente os sinais dos neurónios em todo o corpo e mente. Como resultado, o sujeito não apresenta sintomas de esclerose múltipla e é considerado curado da doença pelo investigador.

Capítulo 20
A chave para uma experiência bem sucedida

Na minha opinião, a chave para uma experiência bem-sucedida é um robô que ponha fim a uma determinada doença humana, utilizando uma dosagem exacta para o fim de uma determinada doença com os seis elementos principais da vida mencionados anteriormente como um composto químico ou como elementos separados. Acredito que a medição exacta de um robô acabará com as doenças humanas devido à sua precisão no laboratório. Além disso, a chave é que as células de uma pessoa sejam suficientemente precisas para acabar com uma determinada doença a partir da dosagem exacta dos seis elementos da vida para cada sujeito.

Capítulo 21

A utilização dos seis elementos da vida num laboratório

Num laboratório existe a seguinte utilização com cada um dos seis elementos principais da vida para um

o fim da desordem humana:

Nitrogénio: codificação de genes

Fósforo: o ATP das mitocôndrias da célula

Oxigénio: renovação de uma célula

Carbono: sequência de aminoácidos

Hidrogénio: sequência de aminoácidos

Enxofre: sequência de aminoácidos

Capítulo 22
Uma transcrição e tradução ideais

Com uma dosagem precisa dos elementos da vida após uma transcrição nova e exacta de um robô, deve haver idealmente uma nova tradução exacta e ideal de uma célula que resulte no fim de uma doença como a Síndrome de Down, depois de conduzir a uma nova base de timina que é mais semelhante à base de timina original do que a atual base de uracilo e, em seguida, o resultado de uma tradução ideal traz ordem para a determinada doença humana a partir da precisão do robô também.Assim, este processo deve conduzir a um novo e mais estável ARN mensageiro como a libertação de um ser humano de perturbações humanas com estas dosagens exactas do robô que conduzem a uma transcrição tão bem sucedida e, em seguida, à tradução da perturbação de um determinado sujeito numa perturbação de ordem...

Trabalho de laboratório

Num laboratório, o robot mede cada amostra ou amostras dos seis elementos principais da vida. Cada dosagem é medida com a sua manipulação até se obter uma medida exacta que conduza à transcrição ideal do sujeito a partir da nova precisão da célula do robot e que é mostrada no monitor da câmara. Em seguida, após a tradução ideal da célula pela precisão do robot, a nova timina do sujeito é vista no monitor como diferente do seu uracil habitual e mostra um RNA mensageiro mais estável com esta dosagem precisa dos elementos da vida. Com base nisto, o investigador conclui que o sujeito já não tem uma determinada doença humana e tem um ARN mensageiro estável, que também é mostrado no monitor.

Capítulo 23

Uma mitocôndria nova e normal

As mitocôndrias de uma célula não se integraram totalmente nos seres humanos. Como resultado, os seus códons não estão no lugar, o que leva a uma desordem humana com os seus intrões e extrões mal colocados. Assim, creio que o objetivo do investigador deveria ser a obtenção de novas mitocôndrias nas células humanas, levando-as a serem mais precisas através de um robô.

Atualmente, continuam a ser um transplante evolutivo com a descrição acima da sua doença. Por conseguinte, com a precisão de um robô, creio que a nova mitocôndria de um sujeito é adquirida com a sua nova e precisa função de organelo numa célula sem a doença acima referida e, em seguida, o fim de uma doença específica como a depressão de um sujeito ou a paraplegia de um sujeito.

Trabalho de laboratório

Se um robô mede a amostra correta de oxigénio para iniciar novas mitocôndrias nas células do sujeito e, em seguida, a amostra correta de fósforo como ligação de um fosfato à sua origem como fonte de energia para ATP, então as mitocôndrias do sujeito podem tornar-se novas e normais com mensageiros mais precisos. Com ou sem a imagem de um monitor, os códons das mitocôndrias com introns e extrons estão no lugar a partir deste procedimento para o fim do distúrbio de um sujeito. Assim, a medição exacta de uma dosagem ideal pelo robô baseia-se na imagem da mitocôndria do fim da doença do sujeito, como a depressão ou a paraplegia, que é mostrada pelo monitor da câmara e/ou apenas o fim da doença de um ser humano é observado pelo investigador com base nos seus sintomas, como a mudança positiva de humor para a depressão e a ausência de paralisia para a paraplegia. Assim, este investigador avalia as mitocôndrias da célula por tentativa e erro. Depois de se encontrar uma correspondência exacta para a mitocôndria ideal como organelo das células humanas, o investigador conclui que ela é nova e mais precisa como organelo que conduz ao fim das perturbações humanas.

Ao longo deste manual, a tarefa do investigador consiste em obter mensagens mais precisas a partir das manipulações do robô sobre as suas amostras. Como resultado, as mensagens das células são mais precisas a partir do tratamento de uma amostra ideal de um robot para este assunto. Com o ajuste mais preciso deste robô, creio que este processo pode levar ao fim de uma doença humana num determinado sujeito.

Capítulo 24
A reversina e a metáfase da mitose

Com o composto químico da reversina, a atenção de um investigador centra-se no processo de metáfase da mitose de um indivíduo. A partir deste composto de reversina, a célula muscular de uma pessoa pode transformar-se numa célula óssea ou numa célula adiposa, tal como referido no meu primeiro livro de texto, durante a fase da metáfase. Consequentemente, creio que esta fase celular da metáfase de uma pessoa é uma ligação à maior parte da regeneração celular a partir da reversina com a adição de enxofre e fósforo, que são os seis principais elementos da vida que, creio, podem transformar uma célula muscular numa nova, juntamente com todos os outros tipos de células em novas, mesmo aquelas sem mitose. Com esta metáfase da mitose, creio que temos o espelho das nossas doenças humanas e a ordem das mesmas para a maioria dos tipos de células.

Trabalho de laboratório

O robô faz descobertas semelhantes às de uma pessoa que joga um videojogo como o Ms. Pacman, por exemplo. Cada resposta é baseada num determinado estímulo do movimento do joystick do jogador. Tal como a Ms. Pacman atravessa o labirinto eliminando todos os pontos do jogador, a descoberta do robô é feita após a eliminação de cada alternativa que conduz à célula ideal sem uma determinada desordem humana.

A quantidade da dose administrada e o tempo de duração da metafase da célula durante a mitose do sujeito estão em relação com a sua metafase da sua metafase da meiose. Estas descobertas baseiam-se no input do computador para o robot e acabam por dar às células as mensagens mais exactas quanto à sua função neste processo para um determinado sujeito.

A exatidão do composto de reversina leva a célula muscular de um sujeito a tornar-se uma célula adiposa ou uma célula óssea. Com os elementos adicionais de fósforo e enxofre, este composto transforma-se nos seis elementos principais da vida, tal como referi para o sujeito. Assim, o objetivo do robot é calcular a medida exacta destes dois elementos suplementares com o composto de reversina para este sujeito. Por conseguinte, o investigador utiliza o computador para programar o robô para estimar a dosagem destes dois elementos adicionais com a reversina, de modo a que, em conjunto com os seis elementos da vida, leve as células a tornarem-se novas, normais e precisas. Como resultado, tais medições de um robô levam a reversina com estes dois elementos adicionais a um processo tal como transformar células musculares em novas células a partir da sua precisão aumentada para que a desordem dada pelo sujeito termine com ordem Tal medição calculada de um robô pode levar a este resultado com células capazes de mitose e/ou levar células como as células sanguíneas a renovarem-se sem mitose para este sujeito, também. A partir da dosagem correta de fósforo e enxofre com reversina do robô, essa regeneração celular ocorre com mais precisão para este sujeito Como o nitrogénio, o carbono, o oxigénio e o hidrogénio se ligam entre si, os elementos adicionais da vida fósforo e enxofre ligam-se naturalmente a eles para uma pessoa. Por conseguinte, o robô mede a dosagem correta com base na entrada dos elementos que conduzem a uma regeneração celular específica e/ou a um novo ser humano. De facto, o robô descobre o elo que faltava entre a reversina e os seis elementos principais da vida, como a regeneração das células em novas células normais. Assim, o objetivo do robô é levar a essa regeneração celular com a sua precisão de tais respostas para idealmente todas as doenças humanas.

Capítulo 25
ParaplégicoTratamento

Com a ajuda de um robô, uma amostra de oxigénio, como elemento ou a partir de um tanque, ativa os neurónios da medula espinal do paraplégico, tal como fez um cientista holandês ao trazer de volta à vida cérebros mortos. Quando o monitor mostra a oxidação dos nutrientes, ou apenas esta fase com tal oxidação, o robô começa a usar o elemento fosfato até que o ATP das mitocôndrias do sujeito a partir de um processo de tradução leva a ligações peptídicas que ocorrem com a restauração da medula espinhal cortada para voltar ao seu estado de funcionamento anterior. Este processo ocorre a partir das mensagens precisas e exatas trocadas entre os neurónios ao longo da medula espinhal do paraplégico. Primeiro é utilizada uma dosagem correta de oxigénio de um robô e depois a utilização do elemento fosfato. Por conseguinte, com amostras precisas destes dois elementos que conduzem à comunicação correta entre os neurónios da medula espinal do paraplégico, creio que isso levará a pessoa a andar como outrora. Além disso, acredito que este tratamento com uma amostra de oxigénio e fósforo pode ser aplicado à esclerose múltipla e ao autismo como distúrbios com a mesma base, que é a de enfatizar as mensagens corretas trocadas entre os neurónios da medula espinal e/ou do cérebro.

No caso da demência e da doença de Parkinson de um indivíduo, essas amostras podem também conduzir a um processo preciso e correto de ativação de uma mitose latente nos seus neurónios ou renová-los como novos neurónios no indivíduo e renovar também o seu tecido cerebral. No entanto, no caso de tais doenças, a precisão do robot é mais essencial para obter qualquer um destes resultados.

Conclusão

Este manual é, portanto, o ponto de partida para a investigação ou o ponto de chegada para o fim de uma determinada doença humana. Com base nisto, deixo o investigador no seu laboratório para aplicar os seis elementos principais da vida como um composto químico ou como elementos separados para acabar com essas doenças humanas.

Neste manual há 19 experiências para acabar com 19 doenças humanas, tais como a Síndrome de Down, a paraplegia, a demência, o envelhecimento, o cancro e a perda de um membro, que são todas discutidas neste manual, uma vez que cada uma delas faz parte de uma experiência deste tipo.

Referências

1. Klassneier, Christopher. "Estequiometria óptima de azoto para fósforo do hitoplâncton". Nature 129, 171-174; 13 de maio de 2004

2. Karpinets, Tatiana V. "RNA: Protein Ratio of the Unicellar organism as a Characteristic of Phosphorous and Nitrogen Stoichiometry and of the Cellular Requirement of Ribosomes for Protein Synthesis". BMC Biology, 5 de setembro de 2006

3. Menkes, John H. "The Pathogenosis of Mental Retardation in Phenylkeonuria and other Inborn Erros of Amino Acid Metabolism."

4. Konrad, Carol G. "Protein Synthesis and RNA Synthesis during Mitosis in Animal Cells". The Journal of Cell Biology. Vol. 19, No.2, Nov 1963), pp. 267-277.

5. Maayan, Inbar. "Meiose em humanos". Enciclopédia do Projeto Embrião 2011.

6. Wats. R.W.E. "Congenital Abnormalities of Amino-Acid Metabolism." Developmental Medicine & Child Neurology, Vol. 4, Issue 4.

7. 7. Pray, Leslie A. "Discovery of DNA Structure and Functio: Watson e Crock". Nature Education 1(1): 100.

8. Pray, Leslie A. "Eukaryotic Genome Complexity". Nature Education (1):96.

9. Haldman-Englert, Chad, M.D. "Medical Genetics: How Chromosomes Abnormalities Happen" [Como ocorrem as anomalias cromossómicas]. Enciclopédia de Saúde do Centro Médico da Universidade de Rochester.

10. Anastad, Carl N. Purine and Pyrinidine Metabolism.

11. Kragl, Martin. "Cells Keep a Memory of their tissue Origin during Axolotl Limb Rejuvenation." Nature 460, 60-65, 2 de julho de 2009.

12. Turn, Doug. "Powering the Brain: An Introduction to Mitochondria". 16 de janeiro de 2013.

13. Kann, Oliver. "Mitochondrial and Neuron Activity". American Journal of Physiology. fevereiro de 2007.

14. Swaab, Dick F. "Recovery of Axonal Transport in Dead Neurons" (Recuperação do Transporte Axonal em Neurónios Mortos). The Lanet. 14 de fevereiro de 1998.

15. Bower, Hilary. "Ciência: Radical Treatments" [Tratamentos radicais]. Independent Science. 14 de novembro de 1995.

16. Hinkle, P.C. "The Phosphorous/Oxygen Ratio of Mitochondria Oxidative Phosphorylation" (A relação fósforo/oxigénio da fosforilação oxidativa da mitocôndria). Biology Chemistry. 10 de abril de 1979

17. Schultz, P. G. "Reversine increases the plasticity of lineage-committed mammalian cells." Proceedings of the National Academy of Science. 2007. 104 (25) 1048-7.

18. Dicionário Médico Ilustrado Dorlan. Editora: Saunders Elsvier.

19. Piccoli, Marco. "The Synthetic Purine Reversine selectively induces cell death of cancer" [A purina sintética reversina induz seletivamente a morte celular do cancro]. Journal of Cellular Biochemistry 113 (10): 3207-17.

20. Shammas, MA. "Telómeros, estilo de vida, cancro e envelhecimento." www.ncbi.nlm.nih.gov/pubmed/21102320

21. Ruxin, Li. "A reversina inibe a transmissão sináptica espontânea em neurónios do hipocampo de ratos em cultura". Cell Biology International (31) julho de 2007. www.researchgate.net.

22. Tuppen, Helen. "Mitochondrial DNA Mutations and Human Disease" (Mutações do ADN mitocondrial e doenças humanas). Bioenergetics. Vol. 179, número 2, fevereiro.

23. Stipp, David. "Para além do Resveratrol: The Anti-Aging NAD Fad". Scientific American. 11 de março de 2015. https://blogs.scientificamerican.com/guest-blog/beyond-resveratrol-the-anti-aging-nad-fad.

24. William, Jan. The Mitochondria Genome: Structure, Transcript Translation and Replication". Nature. Pp 441, 767-774. 10 de agosto de 2007.

25. Finke, Torel. "Cannon Biology of Cancer and Aging". Nature. Pp. 441, 767-774. 10 de agosto de 2007.

26. Carroll, Sean. "As células estão a reparar-se a si próprias". Discover. Guest Post. 21 de setembro, 2001. http://blogs.discovermagazine.com/cosmicvariance/2011/09/21/cells-repairing-themselves

27. Temple, James. "Ciência como um serviço: Robot Lab Aims to Accelerate Research". Recode. 15 de julho de 2014. www.recode.net/2014/7/15/11628814/robotic-lab-allows-scientists-to-run-experiments-online.

28. Robert Ruggiero, Abhijit Kale, Barbara Thomas e Nicholas E. Baker. "Mitosis in Neurons: Roughex e APC / C mantêm a saída do ciclo celular para evitar defeitos citocinéticos e axonais nos neurônios fotorreceptores de Drosophila. PLOS Genetics. 29 de novembro, 2012.https://www.nature.com/nrn/journal/v8/n5/full/nrn2124.html

29. Herrup, Karl e Yang, Yan. "Regulação do ciclo celular nos neurónios pós-mitóticos: Oxymoron or New Biology?". Nature Reviews Neuroscience 8, 368-378 (maio de 2007). www.nature.com/nrn/journal/v8/n5/full/nrn2124.html

30. Pilaz, Louis-Jan. "Prolonged Mitosis of Neural Progenitors Alters Cell Fate in the Developing Brain" [Mitose prolongada de progenitores neurais altera o destino das células no cérebro em desenvolvimento]. Neuron | Vol 89, Iss 1, Pgs 1-236, (6 de janeiro 2016). http://www.sciencedirect.com/science/journal/08966273/89/1?sdc=1. .

31. Goldyior, Kils. Defynig Common Knowledge leva-nos a uma teoria da Neurogénese. 2 de fevereiro de 2017.

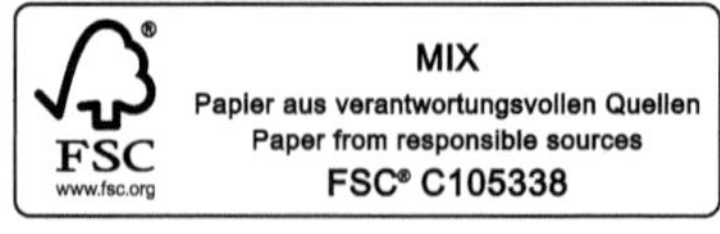

Printed by Books on Demand GmbH, Norderstedt / Germany